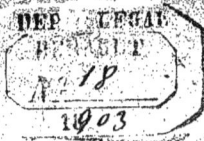

Lydia (Lina) MAISEL

Docteur en Médecine

La Malaria Infantile

et quelques-unes

de ses complications

(Broncho-pneumonie et évolution dentaire)

MONTPELLIER
G. FIRMIN, MONTANE ET SICARDI

LA

MALARIA INFANTILE

ET QUELQUES-UNES

DE SES COMPLICATIONS

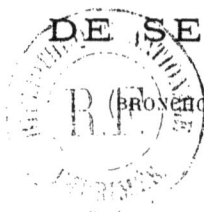

(BRONCHO-PNEUMONIE ET ÉVOLUTION DENTAIRE)

PAR

Mlle Lydia (Lina) MAÏSEL

DOCTEUR EN MÉDECINE

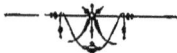

MONTPELLIER

IMPRIMERIE C. FIRMIN, MONTANE et SICARDI

Rue Ferdinand-Fabre et quai du Verdanson

—

1903

PERSONNEL DE LA FACULTÉ

MM. MAIRET (✻) . . . . Doyen
FORGUE . . . . Assesseur

Professeurs

Clinique médicale	MM. GRASSET (✻).
Clinique chirurgicale.	TEDENAT.
Clinique obstétric. et gynécol	GRYNFELTT.
— — ch. du cours, M. Puech .	
Thérapeutique et matière médicale. . . .	HAMELIN (✻)
Clinique médicale	CARRIEU.
Clinique des maladies mentales et nerv.	MAIRET (✻).
Physique médicale.	IMBERT
Botanique et hist. nat. méd.	GRANEL.
Clinique chirurgicale.	FORGUE.
Clinique ophtalmologique.	TRUC.
Chimie médicale et Pharmacie	VILLE.
Physiologie.	HEDON.
Histologie	VIALLETON.
Pathologie interne.	DUCAMP.
Anatomie.	GILIS.
Opérations et appareils	ESTOR.
Microbiologie	RODET.
Médecine légale et toxicologie	SARDA.
Clinique des maladies des enfants	BAUMEL.
Anatomie pathologique	BOSC
Hygiène.	BERTIN–SANS.

Doyen honoraire : M. VIALLETON.
Professeurs honoraires :
MM. JAUMES, PAULET (O. ✻), E. BERTIN-SANS (✻)

Chargés de Cours complémentaires

Accouchements	MM. PUECH, agrégé.
Clinique ann. des mal. syphil. et cutanées	BROUSSE, agrégé.
Clinique annexe des mal. des vieillards. .	VIRES, agrégé.
Pathologie externe	IMBERT L., agrégé.
Pathologie générale	RAYMOND, agrégé.

Agrégés en exercice

MM. BROUSSE	MM. VALLOIS	MM. IMBERT
RAUZIER	MOURET	VEDEL
MOITESSIER	GALAVIELLE	JEANBRAU
DE ROUVILLE	RAYMOND	POUJOL
PUECH	VIRES	

M. H. GOT, *secrétaire.*

Examinateurs de la Thèse

MM. BAUMEL, *président.*	MM. RAUZIER, *agrégé.*
GRANEL, *professeur.*	GALAVIELLE, *agrégé.*

La Faculté de Médecine de Montpellier déclare que les opinions émises dans les Disserlations qui lui sout présentées doivent être considérées comme propres à leur auteur : qu'elle n'entend leur donner ni approbation, ni impro- bation

A LA MÉMOIRE DE MA MÈRE

ET DE MON PÈRE

A MES SŒURS

A MES FRÈRES

L. MAÏSEL.

Ce petit travail est destiné à fournir quelques documents, en ce qui concerne les maladies infectieuses, à l'opinion reçue par la grande majorité du corps médical au sujet de l'influence de l'évolution dentaire sur les maladies de l'enfance. La question fut débattue en août 1892 à l'Académie de Médecine. Les uns, et ce fut le plus grand nombre, admirent que l'éruption dentaire peut être la cause d'un certain nombre d'accidents réflexes, tels que : bronchites, troubles gastro-intestinaux, éruptions, convulsions ; les autres, avec Magitot, n'admirent qu'une simple relation de coïncidence entre ces accidents et la dentition. Gaston Lyon, dans ses classiques « cliniques thérapeutiques », résume la question et l'opinion générale en disant : « La vérité est que ces troubles généraux de la santé ne sont pas liés directement à la dentition, mais que celle-ci peut en favoriser l'éclosion en créant une moindre résistance aux infections et en excitant le système nerveux. »

Il nous a paru, dans les observations et les courbes recueillies dans le service de M. le professeur Baumel, que c'était bien par un semblable mécanisme que se produisaient des perturbations dans la marche de la malaria infantile et même le réveil des accès malariques. Aussi, avons-nous tâché de faire saillir ces influences dans nos observations et de discuter le mode d'action d'une manière logique et assez complète. Notre seul regret, dans cette tâche, c'est de n'avoir pu adjoindre à ces observations leurs courbes correspondantes, car elles sont assez typiques pour prouver nos assertions. Nous avons suppléé de notre mieux à cette insuffisance en fournissant toutes les données thermiques permettant de reconstituer ces courbes et en essayant de dissocier ce qui était surajouté à la malaria.

Nous remercions M. le professeur Baumel d'abord d'avoir accepté la présidence de notre thèse et de nous avoir fourni d'aussi probantes observations et, d'autre part, de toute l'urbanité qu'il nous a montrée. Nous remercions de même M. le professeur Granel et MM. les professeurs agrégés Rauzier et Galavielle du même honneur qu'ils nous ont fait en acceptant d'être, pour notre thèse, les assesseurs de notre président.

MALARIA INFANTILE

ET

QUELQUES-UNES DE SES COMPLICATIONS

(BRONCHO-PNEUMONIE ET ÉVOLUTION DENTAIRE)

CHAPITRE PREMIER

COMMENT ET POURQUOI LA MALARIA PREND UNE ALLURE SPÉCIALE CHEZ L'ENFANT

On ne peut faire de médecine infantile qu'en ayant sous les yeux tous les tableaux que présente l'enfant dans ses états morbides. C'est au médecin de connaître, en effet, plus que partout ailleurs, la facture qu'impriment aux maladies les différents processus pathologiques. L'enfant ne conte jamais ses malaises, il faut les deviner. C'est au pédiâtre de reconnaître chaque affection par sa mise en scène. La fièvre intermittente chez les enfants ayant aussi son tableau clinique particulier, nous allons le retracer.

Voici un enfant qui devient triste et pleure, perd son

appétit et prend une teinte de figure spéciale ; il paraît se trouver mal à l'aise, sa mère lui sent par moments une chaleur inusitée et l'entend dire qu'il souffre de la tête. On le couche parce qu'il a de la fièvre. Le médecin arrive et il lui trouve des symptômes plus positifs : il provoque des douleurs en pressant sur l'abdomen, palpe une rate volumineuse, et voit à l'enfant une peau jaune et terreuse. Mais comme voilà plusieurs jours que la fièvre dure, il ne la trouve plus continue, mais bien intermittente.

Si c'est un nourrisson, lui aussi montre de l'inquiétude et pleure, il tette en assoiffé et est agité dans son sommeil. Il est chaud et moite. Les parents font dans les premiers jours un diagnostic en accusant soit le lait, soit les dents. Mais voyant les garde-robes, ce baromètre des mères de famille, changer de couleur et arriver avec coliques, le médecin est de nouveau appelé et constate des troubles gastro-intestinaux très prononcés : langue saburrale, soif, vomissement, selles bilieuses et nauséabondes. Il suit la marche de la fièvre et de nouveau constate son intermittence.

Malheureusement, le médecin n'est pas souvent très vite fixé sur la maladie de l'enfant. Et cela d'autant plus mal que ce dernier est sujet, plus que l'adulte, aux formes pernicieuses dont les complications faussent souvent le tableau clinique. Et de plus encore, ce sont pour les plus jeunes que ces formes pernicieuses sont le plus fatales.

Les troubles des voies digestives sont fréquents, les diarrhées sanguinolentes ne sont pas rares et, de plus, les phénomènes nerveux d'ordre convulsif viennent encore troubler notre diagnostic.

La fréquence de la malaria chez les enfants est pourtant moins grande que chez l'adulte ; non pas par une résistance particulière, puisque nous prouverons la gravité de l'infection dans le jeune âge, mais pour des motifs d'un autre ordre. Les enfants sortent peu des maisons aux heures dangereuses et ne sont pas astreints à des travaux les exposant directement à la contagion. Cela est d'autant plus vrai, que les fièvres palustres règnent surtout sur les lagunes des littoraux bas, où les vents marins soufflent à des heures régulières, matin et soir.

La plus tendre jeunesse fournit un si parfait terrain à l'agent de contage, que les deux premières années de la vie donnent le plus fort contingent :

> De 2 à 3 ans . . . . 25 °/₀
> Au-dessous de 2 ans. . . . 35 °/₀

Et ce qui nous explique encore la plus grande fréquence chez les enfants de quelques mois à deux ans, ce n'est pas que l'hématozoaire puisse passer au nourrisson par le lait maternel, mais bien parce qu'ils sont portés sur les bras de leur mère dans les lieux dangereux. Dès deux ans, au contraire, un enfant est laissé seul à la maison.

Pourquoi donc l'enfant est-il si rapidement et si facilement envahi par l'hématozoaire ; invasion qui se traduit par une tuméfaction splénique beaucoup plus accentuée que chez l'adulte ? C'est ce que M. le professeur Baumel a exposé dans ses leçons cliniques, en montrant quelle importance a chez l'enfant le système lymphatique. Il offre, par la masse proportionnellement énorme de sa lymphe, une plus large voie à la pénétration des germes infectieux dans l'organisme. Et l'augmentation si typique de la rate chez l'enfant est, en grande partie, due à cet état. Organe surtout lymphatique, cette dernière doit s'agrandir par concurrence de quatre facteurs, sitôt que l'hématozoaire a pénétré dans le sang. En premier lieu,

comme moyen de défense, l'organisme va faire proliférer
ses organes lymphopoiétiques; en second lieu réparer ses
pertes en créant de nouveaux globules, et pour cela s'adres-
ser à ses organes hématopoiétiques ; en troisième lieu,
emmagasiner ou élaborer les déchets et corps anormaux
que l'infection vient de créer. Voilà déjà, connaissant les
multiples rôles de la rate, trois ordres de travaux qui
vont lui être imposés. Devant, en effet, abriter et même
créer un plus grand nombre de globules blancs et de globules rouges, devant de plus emmagasiner une énorme
quantité de pigment mélanique, elle va réclamer une acti-
vité nutritive plus grande et demander une plus grande
quantité de sang nourricier. Et voilà la quatrième cause
de congestion active, nouveau facteur de sa tuméfaction.
Il est encore une raison de moindre résistance de l'enfant,
toujours tirée de l'examen de son système lymphatique ;
c'est la suivante : Vincent, dans son étude du processus
leucocytaire dans la malaria (Ann. de l'Inst. Pasteur, 25
décembre 1897), a admis une leucocytose intense dans
cette maladie. Cette leucocytose porte surtout sur les
polynucléaires, et le polynucléaire est phagocyte par excel-
lence. Mais nous savons que la proportion de *mononu-*
cléaires est beaucoup plus forte chez l'enfant que chez
l'adulte. Donc, malgré les 19.400 globules blancs *néces-*
saires à son équilibre physiologique, contre 6.400 chez
l'adulte, il se trouvera en état d'infériorité par rapport à
ce dernier, quand il devra réagir contre l'hématozoaire.
Une cause encore va faire de lui une proie facile, c'est la
rapidité avec laquelle ses fonctions digestives vont être
troublées et ainsi gêner considérablement une alimentation réparatrice. Enfin, nous pouvons avancer que les
globules des jeunes sujets possèdent une résistance spécifique beaucoup plus faible que celle des adultes, puisque

le manque de consistance de leur stroma peut être mis
en évidence par leur solubilité dans le sulfate de soude,
d'après le procédé Lépine (Thèse de Chanel). Ainsi, la
solubilité des globules chez des individus normaux de :

7 ans est de	. . . . . .	55 %
23 à 28.	. . . .	41 %.
29 à 49.	. . . .	43 %.
88	. . . .	46 %

L'enfant, fournissant un terrain particulier aux infections, va donc nous offrir des difficultés de diagnostic.

D'abord, pour des causes générales dues aux formes
diverses de la malaria, nous ne voulons pas étudier ces
formes, mais seulement envisager leur fréquence chez
l'enfant.

En Europe, nous aurons plus de difficultés que partout
ailleurs, car la fièvre palustre se présente surtout sous ses
formes atypiques, larvées ou frustes, l'hématozoaire
n'abondant pas dans le sang. Et parmi ces formes, les
plus fréquentes chez l'enfant sont les rémittentes, soit
typhoïdes, soit adynamiques, soit bilieuses. Les pernicieuses comateuses à forme méningitique touchent surtout dès l'âge le plus tendre. Les pernicieuses convulsives et éclamptiques sont celles qui affectent les prédisposés : gens si fréquents chez les enfants. Les formes larvées de tout type et surtout du type névralgique seront
acceptées par nous avec réserve pour des raisons que
nous expliquerons plus loin et, en tous cas, toujours
après examen clinique du sang. Certaines causes sont
plus particulières à l'enfant, tant par suite de ses capaci-
tés réactionnelles et physiologiques, que par la possibilité de maladies à lui spéciales et à caractères les rapprochant de l'infection palustre.

Chez lui, en effet, une foule d'affections ont tendance à l'intermittence : tuberculose, infections intestinales, maladies infectieuses (influenza, rougeole, méningite épidémique) et différentes formes d'anémies (leucémie), si bien que l'examen du sang d'enfants réputés paludiques a donné à Luigi Concetti des résultats négatifs. Et puis, la fragilité anatomique de ses centres nerveux devant les infections explique encore les modifications apportées aux symptômes des maladies. Dans le cas particulier, la chose sera d'autant plus sensible que la fièvre intermittente est attribuée à une irritation cérébro-spinale directement provoquée par l'hématozoaire. Eichortz signale, d'autre part, parmi les accidents pouvant affecter le type intermittent et de la forme larvée : la surdité, l'amaurose, l'otite, la paralysie des cordes vocales, les accès d'éternuements, les vomissements, les renvois, la gastralgie, le tympanisme, le gonflement douloureux des testicules, la dysurie, la constipation, la diarrhée intermittente. Toutes choses qui, chez l'enfant infiniment plus que chez l'adulte, auront quelque raison d'en imposer pour des symptômes d'une affection tout autre que la fièvre intermittente, et souvent même pour quelque maladie essentielle.

Enfin, nous citerons pour mémoire une maladie spéciale à l'enfance, produisant aussi une énormité de la rate : c'est l'anémie splénique des enfants, dont nous donnons d'ailleurs immédiatement le moyen de dégager le diagnostic. Dans cette affection, en effet, la peau prend vite une pâleur cireuse spécifique, la fièvre manque le plus souvent et le sang subit une énorme diminution, à laquelle n'atteint jamais la plus grave infection palustre.

En dernier lieu, nous allons, passant en revue rapide

les différents systèmes de l'économie, indiquer quels sont ceux qui pourront, chez l'enfant, être le plus facilement lésés par les complications vraies, c'est-à-dire directement dues à l'hématozoaire, et embrouiller encore le diagnostic par des phénomènes surajoutés :

L'*appareil rénal* pourra être touché aussi facilement chez l'enfant que chez l'adulte ; comme chez ce dernier, il pourra y avoir et néphrite et hématurie et hémoglobinurie. L'*appareil digestif* sera très rapidement atteint et plus profondément que chez l'homme développé ; nous aurons et dyspepsie et vomissements et gastralgie. L'*appareil respiratoire* offrira le même manque de résistance, qui se produira par de plus fréquentes hémorragies, hémoptysies, épistaxis, pneumonies et broncho-pneumonies. Le *système nerveux périphérique* montrera qu'il est lésé en donnant et névralgies et névrites, tics, crampes et tremblements ; le *système central*, à son tour, des hémi, para et monoplégies, paralysies ou aphasies transitoires, d'autant plus fréquentes chez les enfants qu'on peut, en général, les considérer tous comme prédisposés nerveux.

Enfin, toujours dans le même cadre des complications, rentrent les associations microbiennes, qui trouvent chez nos sujets un terrain éminemment favorable.

Nous sommes, en dernier lieu, amenée à citer les difficultés de diagnostic qu'entraînent les coexistences, si fréquentes chez l'enfant, soit de tuberculose, de troubles gastriques (non imputables à la malaria), de fièvre puerpérale, de syphilis, de méningite aiguë et encore d'évolution dentaire. Et nous voilà dans la deuxième partie de notre thèse, qui est d'ailleurs la plus originale. Nous allons, avant d'entreprendre toute dissertation à ce sujet, étaler et discuter nos cinq observations recueillies à la clinique de M. le professeur Baumel. De ces cinq, trois vont nous servir à prouver nos précédentes assertions sur l'allure que font prendre à la malaria les troubles pulmonaires et gastriques; ce sont les observations III, IV et V, sur lesquelles la IVᵉ est pure et sans évolution dentaire. Les observations I, II, III et V vont nous faire la preuve de nos allégations suivantes.

OBSERVATION PREMIÈRE

(Recueillie dans le service du professeur Baumel, à la clinique des enfants à l'Hôpital Suburbain)

Le nommé Mar... Edmond, âgé de 12 ans et deux mois, entre à l'hôpital le 1ᵉʳ octobre 1902, parce qu'il a la fièvre.

Antécédents personnels. — N'a jamais été malade, s'est fracturé la jambe droite il y a deux ans.

Antécédents héréditaires. — Nuls.

Aux dernières vendanges, est allé en Camargue où l'enfant, selon son dire, gagna la fièvre; il ne mangeait plus, avait la diarrhée.

Le soir de son entrée dans le service, le thermomètre monte à 39º2, mais l'accès passe complètement inaperçu. Le malade n'accuse que quelques sueurs vers le soir. On administre de la quinine en cachets (90 centigr. en 3 fois) et, comme fortifiant général, du sirop de quinquina (40 gr.).

Le lendemain, aucune fièvre. — Le 3 octobre : 37º8 le matin; le soir, 37º4. — Le 4, plus de fièvre. — Le 6, on diminue la dose de quinine (30 centigr. pour un cachet). Jusqu'au 8, la quinine est administrée. — Le 12, nouvelle poussée de fièvre : 38º le soir. Puis, pendant une période de neuf jours, la fièvre revêt un caractère atypique. On ne peut la classer dans aucune des variétés classiques de fièvre intermittente.

Or, en examinant la dentition de l'enfant, on voit que la courbe thermique désigne un état dentaire caractéristique : l'enfant met des dents (les deuxièmes grosses molaires inférieures et la canine supérieure droite).

L'évolution terminée, la fièvre tombe pendant cinq jours pour reprendre avec de grandes oscillations du 26 au 29 octobre ; un nouvel examen de la dentition révèle l'évolution d'une troisième molaire supérieure. Mais comme la fièvre semble persistante, l'interne administre de la quinine en cachets (le 29 octobre, 2 cachets de 0 gr.30: le 30, 1 cachet).

La fièvre semble matée.

OBSERVATION II

Mar... Clément, 9 ans, frère du précédent. Aucun antécédent personnel ni héréditaire. Rentre dans le service le 1er octobre avec 39°5. L'enfant se plaint du ventre et a eu quelques vomissements. Il dit qu'il est malade tous les deux jours, vers cinq heures du soir, sans pouvoir naturellement raconter comment se produit l'accès. Comme l'enfant vient de la Camargue, où il vendangeait, on est en droit de soupçonner du paludisme. En conséquence on administre immédiatement 0 gr. 90 de quinine en 3 cachets, le dernier étant donné six heures avant l'apparition probable de l'accès. Le deuxième jour, l'enfant avale 2 cachets. Le troisième jour, 1 cachet.

Jusqu'au 12, il n'a pas de fièvre. La température reprend à cette époque et l'on constate que l'enfant est en évolution dentaire : l'incisive médiane supérieure tombe et sa remplaçante pointe. Du 12 au 31 octobre, la fièvre revêt un caractère absolument atypique. Après la chute de la dent, le 12 au soir se fait une ascension thermique, mais ce n'est pas l'ascension franche de l'accès paludique (39° le matin et 38°7 le soir) simulant le paratonnerre sans en être un cependant. Pendant les trois jours suivants, chute brusque de la fièvre avec élévation vespérale. Nouveau pseudo-paratonnerre le matin du 18, puis apyrexie le soir. Ensuite alternatives d'ascension et de descente tous les quatre jours, puis tous les trois jours, tous les deux jours. Le 30 et le 31, la fièvre se maintenant, le soir, on administre de la quinine en solution :

Sulfate de quinine. . . . , 0 gr. 50
Eau. 40
Sirop simple. 20
Acide tartrique . . . . . q. s.

Pas de fièvre le lendemain ni les jours suivants. La quinine est continuée pendant trois jours, puis suspendue les cinq jours suivants. Le 7 novembre, elle est reprise jusqu'au 10, date à laquelle on en cesse de nouveau l'administration.

Il est intéressant de comparer le parallélisme parfait entre les courbes de ces deux frères.

Première ascension brusque de la température, le 1er octobre.

Apyrexie le lendemain (influence de la quinine).

Nouvelle poussée le troisième jour.

Pas de fièvre jusqu'au 12.

Alternatives de fièvre et de température normale correspondant à la fin à une évolution dentaire et à des accès paludéens. Ces alternatives cessent : 1° avec la fin de l'évolution dentaire ; 2° avec l'administration de la quinine.

L'aîné des deux frères finit sa fièvre le premier, car le premier il fut soumis au traitement spécifique.

OBSERVATION III

Le 3 octobre, entre à l'hôpital C .. Henri, âgé de 10 ans. Pas d'antécédents personnels.

Antécédents héréditaires. — Nuls du côté de la mère, inconnus pour le père.

L'enfant a la pelade.

Il venait de vendanger de Camargue où il fut pris de fièvre et de maux de ventre. Il tousse et il est constipé.

A l'auscultation on trouve à gauche (1/3 inférieur du poumon) un noyau de broncho-pneumonie, pour lequel on ordonne :

Benzoate de soude . . .   0 gr. 80
Looch blanc   120   »

Pour l'antisepsie des voies digestives et pour administrer un laxatif, on formule la potion :

Benzonaphtol . . . . .   1 gr.
Salicylate de magnésie . .   0   » 50
Julep. . . . . , . .   120   »

On remonte l'état général par : sirop de quinquina, 40 grammes. La fièvre, nulle le jour de l'entrée à l'hôpital,

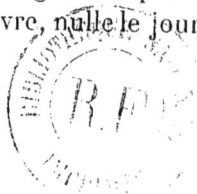

2

atteint, le 4 octobre au matin, 38°5. Rien de particulier jusqu'au 9 octobre où l'enfant fait brusquement 39°5. Il est en
hyperthermie jusqu'au 12, où se produit une chute rapide :
36°5. Du côté du poumon il présente une légère induration.

La fièvre reprend dès le 12 au soir, pour offrir une série
d'oscillations sans caractéristique nette.

L'évolution dentaire est manifeste : l'enfant met ses
premières grosses molaires inférieures.

Jusqu'au 24, l'enfant est en hyperthermie légère. Le soir
du 24, il fait une poussée fébrile très nette (39°5) avec
chute brusque à 37°5. Le lendemain, pas de poussée nouvelle, bien que la température se maintienne aux environs
de 38°. Le surlendemain (26), nouvelle poussée fébrile
(39°9) et chute brusque à 37°.

On donne du gaïacol (0,05 pour un cachet, n° 2) au cas
où cette fièvre, à exacerbations vespérales, serait d'origine bacillaire.

D'ailleurs, il persiste un peu d'induration à gauche et
un peu d'expiration prolongée au 1/3 moyen droit.

Mais la marche de la courbe thermique impose, dès les
jours suivants, un diagnostic bien que, hâtons-nous de le
dire, les ascensions et les chutes ne présentent point des
écarts nets notés dans le paludisme.

A la première chute de température, le 25 octobre, cor-
respond la chute de la petite molaire inférieure droite.

Devant cette intermittence de la fièvre, qui semble
affecter le type tierce, on administre de la quinine le
29 octobre.

Sulfate de quinine . . . . 0 gr. 50
Eau . . . . 40 »
Sirop simple . . . . 20 »
Acide tartrique . . . . q. s.

Cette médication est continuée jusqu'au 9 novembre. La fièvre tombe jusqu'au 6, où se produit une légère élévation (37°4 le soir). Le lendemain et pendant 3 jours de suite l'enfant reprend la quinine. La fièvre du soir, pendant ces 3 jours, passe de 37°8 à 37°7 et 37°1.

OBSERVATION IV

C... Adrien, 4 ans, entre dans le service le 27 octobre. Il se plaint de la tête et du ventre. Il est constipé. Nettement on diagnostique une poussée de gastro-entérite pour laquelle on donne :

Benzonaphtol. . . .   0 gr. 60
Salicylate de magnésie.   0 gr. 30
Julep gommeux . . .   120 —

La fièvre, qui était le matin de l'entrée à l'hôpital de 37°5, monte le soir à 38°, pour devenir nulle les jours suivants ; si l'enfant atteignait 37°1 et 37°2 le soir, c'est qu'il souffrait de petits abcès aux index droit et gauche.

La guérison semble donc obtenue, quand, brusquement, l'enfant présente comme température vespérale :

Le 26 :   38°2
27 :   38°7
28 :   40°
29 :   41°

avec apyrexie complète le matin.

Après ces 4 jours de mise en observation, le diagnostic fut certain, d'autant mieux qu'on savait que l'enfant avait accompagné son frère en Camargue pour les vendanges.

Il n'y a pas d'évolution dentaire en cause (l'âge de l'enfant l'indique) et, par suite, les accès paludiques sont, contrairement à ce que nous observons chez les trois autres enfants, absolument francs, caractéristiques.

Le 30, on administre en potion 0 gr. 50 de quinine et, quatre jours de suite, la médication est continuée puis interrompue pendant les quatre jours suivants, durant 37°, 37°4, 37°5 et 37°5.

Du 7 au 10 novembre l'enfant reprend la quinine. Devant l'apyrexie complète la médication est cessée.

Observation V

Bat... Aimée (2 ans). N'a jamais été malade. Son père est bien portant. Sa mère est en ce moment à l'hôpital, soignée pour une fièvre typhoïde, et l'enfant était confiée à ses grands-parents habitant Frontignan.

Entre à l'hôpital le 18 octobre, car depuis huit jours l'enfant souffre du ventre et a de la diarrhée verte, fétide.

La langue est sale, l'haleine mauvaise, les gencives sont rouges et douloureuses. En même temps, l'auscultation révèle, à droite, un noyau de broncho-pneumonie.

La fièvre s'élève à 38°8 le matin et 37° le soir. On prescrit le régime lacté. Contre la stomatite on ordonne :

$$
\left.\begin{array}{l}
\text{eau de chaux} \\
\text{— \quad laitue}
\end{array}\right\} \text{àà 60 gr.}
$$

teinture de nux .   .   6 gouttes

sirop simple . . . 30 gr.

avec un collutoire ainsi composé :

$$\left.\begin{array}{l}\text{borate de soude}\\\text{miel rosat}\end{array}\right\}\ \text{ãã 10 gr.}$$

Contre les phénomènes pulmonaires :

benzoate de soude . . . 0 gr. 50
salicylate de Bi . . . . 0 — 30
looch blanc. 120

Le 20, on constate que l'enfant met des dents (les canines supérieures, puis le 22 une canine inférieure).

La courbe thermique depuis l'entrée dans le service jusqu'à la fin du mois fut des plus irrégulières. Jamais d'accès fébrile franc suivi de chutes brusques, jamais d'hyperthermie exagérée, inquiétante, mais jamais non plus de température normale.

Et cependant, sous l'influence du traitement, la respiration redevient normale à droite, la diarrhée perd son odeur fétide et sa couleur verte, les selles reprennent leur coloration jaune.

L'évolution dentaire continue à se faire.

Mais devant l'absence de ces paratonnerres si caractéristiques, devant l'amendement général des phénomènes intestinaux et respiratoires et devant cette fièvre persistante, on était en droit de songer qu'un nouvel élément se surajoutait à ce tableau morbide. Comme l'enfant venait de Frontignan, pays palustre, on devait songer à la fièvre intermittente.

D'autant plus que les 1er, 2, 3 novembre. la courbe thermique, marquée par trois pointes assez nettes, pouvait indiquer trois accès palustres survenant le soir.

L'enfant est soumise au traitement spécifique. Les 3,

4, 5 novembre, elle prend en potion 0 gr. 30 gr. de quinine. Du 6 au 10, la médication est interrompue. La fièvre
d'ailleurs semble céder. Le 10, le 11 et le 12, la quinine
est reprise : il est probable que la chute de la température
sera définitive.

CHAPITRE II

INTERPRÉTATION DES COURBES DES OBSERVATIONS PRÉCÉDENTES

Pour discuter nos courbes thermiques, nous allons considérer d'abord celles dont les perturbations relèvent des complications précitées et, tout d'abord, examiner la quatrième, qui n'est accompagnée que de troubles gastro-intestinaux. C'est celle de Caz... Adrien.

Il rentre le 20, avec une gastro-entérite à laquelle il est redevable d'une température de 38°2. Sous l'action d'une médication judicieuse, la température devient normale, mais du 26 au 29, ont lieu d'énormes oscillations qui le 29 l'amènent à 41° de fièvre ; cette fois-ci, c'est de la fièvre intermittente bien nette, indiquant une profonde infection, une action puissante de l'hématozoaire. C'est donc le cas de remarquer, en comparant cette courbe avec celle des quatre autres cas, combien les troubles de l'appareil digestif mettent dans un état de moindre résistance, plus accentuée que dans les cas compliqués soit d'évolution dentaire, soit de broncho-pneumonie.

C'est ainsi un enfant anémié ; le milieu nutritif que ses sucs chylifiques fournissent à ses cellules n'est pas suffisamment riche. Son organisme se trouve par suite dans une espèce d'atrepsie cellulaire, qui ne lui permet pas de fournir des produits d'élaboration réactionnelle d'une énergie normale. On voit encore par l'examen des températures que, le jour même ou le lendemain où la quinine est supprimée, les montées thermiques se reproduisent, ce qui vient encore à l'appui de notre dire, que l'infection se fait dans des cas pareils avec plus de profondeur et plus de gravité.

Les observations III et V (Caz... H. et Bat... Aimée) comportent deux affections surajoutées : évolution dentaire et broncho-pneumonie. Mais, à la lecture de leur cycle thermique, nous pourrons dissocier ce qui est dentaire de ce qui est broncho-pneumonie. Nous voyons, à la courbe de ces deux cas, une allure spéciale tout à fait différente de celle des observations I et II. Alors que ces deux dernières, qui sont simplement d'évolution dentaire surajoutée à la malaria, présentent des oscillations qui coupent l'abcisse des 37°. dans III et V, quoique l'on puisse dans les courbes distinguer des accès franchement palustres (tels que ceux que présente le sujet de l'observation V du 31 octobre au 4 novembre), la ligne thermique reste suspendue au-dessus de cette abcisse jusqu'au jour où l'on emploie le traitement quinique. On voit par là que la broncho pneumonie entretient un fond fiévreux permanent au-dessus duquel l'hématozoaire élève néanmoins ses clochers.

Le pneumocoque sécrète, en effet, d'une façon continue des produits thermigènes qui relèvent d'un demi-degré la ligne au-dessus de laquelle s'inscrivent les accès palustres. Les courbes sont là très propres à montrer cette espèce de symbiose que réalisent l'hématozoaire et le pneumocoque, puisque nous voyons la quinine faire disparaître à la fois et fièvre intermittente et broncho-pneumonie. Et pourtant, c'est bien au pneumocoque qu'est imputable, d'après Marchiafava et Guarneri, la pneumonie des paludéens. « La maladie, dit G. Sée, peut débuter de deux façons différentes : tantôt c'est l'élément fébrile qui domine la situation ; on croit à un accès de fièvre ordinaire et les accidents pulmonaires ne se démasquent qu'au deuxième accès ; tantôt les symptômes locaux apparaissent d'abord avec les signes ordinaires de la pneumonie, et ce n'est que la marche ultérieure de la maladie qui révèle son caractère paludéen. » C'est au deuxième type que nos courbes se rapportent, et nous remarquons de plus qu'elles ne présentent pas les caractères d'une fièvre continue ; elles ont des tendances, à certains moments, à descendre vers la normale. C'est que l'apyrexie peut être complète entre chaque accès et que, durant ce temps, une amélioration de tous les symptômes (toux, douleurs, expectoration, signes physiques) se manifeste; toutes choses qui poussent encore G. Sée à admettre « que ce processus local s'arrête pendant l'apyrexie, qu'il ne progresse qu'au moment de l'accès fébrile et qu'il est par conséquent lié à la cause qui provoque l'accès ». Cela est si vrai dans nos cas que, une fois le traitement quinine institué, la fièvre intermittente et la pneumonie disparaissent à la fois.

Nous laissons maintenant de côté ce qui est dentaire surajouté, pour le moment où nous aurons étudié sur des courbes d'une plus grande pureté les modifications que cette évolution entraîne.

Ce sont les observations I et II, dont les cas sont assez réguliers malgré un atypisme apparent. Nous sentons dans leurs courbes une vraie fièvre palustre à intermittence régulière, peu accentuée il est vrai, puisque les accès fébriles ne dépassent guère 38°, mais pourtant assez nette. Ici la fièvre intermittente n'évolue pas au-dessus d'un fond de fièvre permanente, les accès viennent synchroniquement se couper sur la ligne des 37° (obs. 11) ou, après quelques élans bien marqués, tomber dans une légère hypothermie (obs. 1). La poussée dentaire donne un branle à la fièvre intermittente, pour un temps plus ou moins long, et cette dernière se manifeste alors par des élévations et abaissements bien spécifiques de la malaria. Quand la sortie de la dent se fait avec facilité, la température tombe pendant quelque temps avant de remonter sous l'influence d'une nouvelle poussée dentaire. Sinon cette sortie entretient des oscillations de moindre amplitude, mais que l'on peut encore attribuer à l'hématozoaire.

Nous essayerons plus loin de montrer par quel mécanisme la poussée dentaire élance ainsi la fièvre intermittente, mais, tout d'abord, nous devons bien nous persuader de cette simple action d'élan puisque la quinine vient fixer notre diagnostic en amenant une apyrexie vraie. Donc, malgré un certain atypisme dans la marche de la fièvre, malgré les angles qu'elle marque sur les courbes, relativement obtus si on les compare aux fins clochers de la fièvre intermittente classique, nous pouvons affirmer être en présence d'accès palustres réveillés par la poussée dentaire. Il y avait là, nous en sommes persuadé avec M. le professeur Baumel, un état latent de la fièvre intermittente secoué par l'évolution dentaire. Il se passerait ici ce qu'admit Parrot en voyant dans la syphilis héréditaire une maladie d'évolution ne se manifestant que vers 2 mois, époque où se produirait un ébranlement de l'économie tout entière par l'évolution dentaire intra-maxillaire. (1) Nous croyons par le chapitre suivant rendre

___

(1) Parrot. — Leçons cliniques, 1886.

très plausible cette assertion en l'appuyant de certaines données tant anatomiques que physiologiques. Nous avons usé pour cela d'un raisonnement particulier à notre maître M. Baumel et dont il s'est servi pour expliquer les troubles névrosiques amenés chez l'enfant prédisposé par l'évolution dentaire. Nous allons voir comment il peut nous rendre compte encore de ces troubles dans le cycle fébrile de la malaria.

CHAPITRE III

ACTION DE L'ÉVOLUTION DENTAIRE SUR LA MALARIA

On sait combien il est difficile, en l'absence de signes spécifiques bien nets, de reconnaître une fièvre palustre de type rémittent. Ces dernières apyrexies, soulevées par moments par de fortes montées thermiques, peuvent se confondre bien souvent avec celles d'un assez grand nombre d'affections, dont il pourrait être possible de rencontrer quelques symptômes chez un paludéen (tuberculose, gastro-entérites, cirrhoses). Donc toute affection intercurrente, telle que l'évolution dentaire, capable de transformer la marche intermittente de la fièvre palustre en rémittente, va devenir un puissant agent de difficultés diagnostiques. On peut donc formuler cette règle que l'on trouvera sage dans bien des cas de malaria infantile : avant de rejeter un diagnostic de malaria sous prétexte que la fièvre n'est pas suffisamment typique, ou avant de songer à quelque complication grave pour le même motif, on doit examiner la dentition.

D'autre part, une conséquence de l'évolution dentaire va pouvoir obscurcir la marche de notre affection, ce sont les troubles gastriques consécutifs à cette évolution. M. le professeur Baumel a insisté sur la fréquence de ces troubles par défaut de mastication. Les enfants, craignant de réveiller ou d'aggraver leurs douleurs dentaires, avalent des particules alimentaires d'un volume trop considérable pour qu'elles puissent subir efficacement l'action des sucs gastriques et intestinaux Anémie et gastro-entérite vont suivre. L'estomac de l'enfant va devenir intolérant. Et ce dernier symptôme pourra être aussi bien imputable à l'évolution dentaire qu'à la malaria. En voilà assez pour constituer, si l'on constate ainsi la poussée dentaire et ses troubles consécutifs, un appareil morbide susceptible d'expliquer cette fièvre dont le caractère intermittent peut être si bien voilé. Dans le même ordre de choses pourraient être confondues les névralgies accompagnant quelquefois l'infection palustre; on les fera, en effet, encore entrer dans la symptomatologie précédente.

Mais il y a un type qu'affecte quelquefois l'impaludisme, qui est encore plus fertile en erreur que le type rémittent : c'est la forme larvée. Lorsque la fièvre palustre prend ce masque (induit larvam), il est parfois très difficile de la diagnostiquer, même dans les conditions ordinaires. Que sera-ce quand il y aura avec elle coïncidence d'évolution dentaire, puisque dans ce type larvé on cite très fréquemment une névralgie faciale intermittente affectant de préférence le rameau sus-orbitaire du trijumeau. Le médecin se trouvera devant un cas très délicat. Les filets terminaux des deux branches maxillaires du trijumeau sont contusionnés, meurtris par la poussée de la dent ; ne sera-t-il pas logique d'attribuer cette névralgie faciale à une irradiation de voisinage ? chose qui arrive assez souvent dans les poussées dentaires ; d'autant plus que dans les deux cas, nous aurons des symptômes identiques, tels que l'infection de la conjonctive, la sécrétion des glandes lacrymales et salivaires.

Et puis, l'errèur inverse pourra encore être commise. On sait, en effet, que des accès fébriles intermittents ont pu assez fréquemment être observés dans des névralgies qui n'étaient pas d'origine palustre. W. Mitchell (*Des lésions des nerfs et de leurs conséquences*, traduction française, Paris, 1884) admet , entre autres choses, la névrite traumatique comme facteur de cette intermittence. Or, les contusions gingivales produites par la poussée ascensionnelle de la dent s'accompagnent de contusions des filets nerveux qu'elles contiennent. Il y a là vraiment névrite traumatique, qui s'accompagne d'une fièvre spéciale dans bien des cas, mais à laquelle il n'est cependant pas impossible de prendre le type intermittent. Et nous voilà de nouveau, à cause des dents, en passe de dire : Il y a fièvre intermittente alors qu'il n'y a que simple évolution dentaire, ou il n'y a qu'évolution dentaire quand il s'agit de fièvre intermittente.

Enfin, il est toute une série de phénomènes par lésion du système nerveux périphérique et central que provoque assez souvent chez les prédisposés l'évolution dentaire, et qui peuvent se rencontrer dans le paludisme. En effet, les tics douloureux, les crampes, les tremblements, les convulsions peuvent être trouvés dans l'une et l'autre affection et ajouter encore, dans certains cas, à notre incertitude.

On peut donc voir qu'il n'est pas illusoire, dans un nombre notable de cas, de prétendre que l'évolution dentaire a, d'une part, une action modificatrice dans la marche de la fièvre intermittente et, d'autre part, une influence morale sur les opinions que le médecin doit se faire dans un diagnostic différentiel.

Ces constatations cliniques faites, nous allons maintenant tàcher d'en expliquer le mécanisme.

EXPLICATION

M. le professeur Baumel a montré, cliniquement et
d'une façon péremptoire, le rôle que jouait l'évolution
dentaire comme agent provocateur des névroses infantiles.
Il a rappelé, dans l'étiologie d'un certain nombre de convulsions et de chorées, la situation anatomique des noyaux
réels du trijumeau ; il a montré comment ces noyaux,
qui s'étendent tant dans le bulbe que dans la protubérance, sur une étendue de 50 à 55 millimètres, se trouvent en rapport de contiguïté avec la foule de colonnes
cellulaires de noyaux tant moteurs que sensitifs. Il a
montré comment des excitations sensitives aussi éner-
giques que celles provoquées par la poussée des dents
pouvaient répandre un ébranlement nerveux de voisinage
dans tous ces noyaux environnants, et comment ces
noyaux ainsi ébranlés donnaient évidemment chacun leur
réaction spécifique.

Eh bien, en rapprochant certaines connaissances des
expériences de Tscherchichin sur la situation des centres
régulateurs de la calorification générale et les positions
anatomiques des racines réelles du trijumeau, il sera
peut-être légitime de trouver l'explication de l'allure spéciale de la fièvre palustre dans les cas que nous envisa-
geons. On sait que les lésions traumatiques ou hémor-
ragiques spontanées qui portent sur les parties supérieures

de l'axe spinal, sur le mésocéphale et sur une grande étendue de substance corticale amènent une élévation de température considérable.

Tscherchichin a montré que cela provenait de la suppression de l'influence régulatrice ou modératrice d'un centre qu'il plaçait, d'après ses expériences, près du point d'union du bulbe et de la protubérance, et dans celle-ci il a fait voir que l'excitation de cette région produit l'hyperthermie.

Nous savons que les fibres centrales qui émanent du ganglion de Gasser forment un tronc qui, se dirigeant vers le pont de Varole, le pénètre au point de jonction avec le pédoncule cérébelleux moyen et se rend à la calotte de la protubérance où il se bifurque en ses deux branches ascendante et descendante. Cette dernière s'étend sur une longueur de 30 à 35 mm., jusqu'à la jonction de la moelle au bulbe, c'est-à-dire au-dessus du premier nerf cervical, au-dessus de l'entre-croisement des pyramides, au-dessous de l'extrémité inférieure du faisceau solitaire et au niveau du tubercule cendré de Rolando. Et dans son trajet elle n'est jamais superficielle sous l'épendyme ventriculaire, elle reste profonde pour aller aboutir au noyau gélatineux et au noyau sensitif.

Quant à la branche ascendante, elle s'étend depuis le noyau masticateur jusqu'aux tubercules quadrijumeaux antérieurs, sous lesquels elle va se diffuser insensiblement, aboutissant à la colonne vésiculeuse après un trajet de 15 à 18 mm.

Il n'est pas surprenant qu'avec de pareilles racines, le trijumeau puisse ébranler l'axe médullaire quand quelque affection vient lui-même l'affecter. La congestion dont ses noyaux et ses fibres sont le siège, amène une hyperémie qui dilate les vaisseaux qui s'y rendent et cause ainsi la compression des masses nerveuses qui l'entourent et le recouvrent lui si profond. Les noyaux thermiques voisins, déjà mis en tension par les toxines de l'hématozoaire, vont, dans les cas que nous étudions, recevoir ainsi un supplément d'excitation suffisant pour faire de la fièvre, alors même que le parasite n'a pas envahi le sang et n'a pu créer à lui tout seul un accès franc.

On peut même envisager le phénomène d'une façon un peu moins simple, pour ne pas parler simplement d'« excitation », mot plutôt vague. Nous pouvons essayer d'interpréter la chose avec les connaissances actuelles de la pathogénie générale.

L'hyperthermie pathologique est déterminée par une augmentation des échanges cellulaires, provoquée par une intoxication, qu'elle soit d'origine microbienne et résulte à la fois des produits solubles, émanés des schizomicètes et des déchets anormaux dont ils amènent la production, ou bien qu'elle résulte sans intervention microbienne de substances toxiques élaborées par l'organisme même. (1)

Notre maître, M. Baumel, aurait plutôt tendance à expliquer, par le premier procédé, l'influence de l'évolution dentaire sur la fièvre intermittente. En effet, il admet qu'à l'occasion du trauma produit par la dent en évolution, les germes parasitaires de la bouche trouveraient sur les gencives en voie d'ulcération, un terrain favorable à leur pullulation et une surface plus propre par suite de la congestion locale à laisser filtrer et diffuser au loin les toxines qu'ils élaborent. Les centres thermiques, déjà

---

(1) Les notions ci-dessus ont été extraites du Traité de diagnostic de Mayet.

influencés par les toxines de l'hématozoaire, recevraient
un supplément de produits capable de provoquer leur
réaction.

Mais, alors même que l'on refuserait d'admettre la
pénétration microbienne ou des produïts microbiens, on
peut accepter une autre cause qui, du reste, n'exclut pas
la précédente, bien au contraire. Il y aurait de grandes
probabilités, suivant la théorie de Gangolphe et Courmont
(Thèse de Montalti) pour que les déchets d'éléments anatomiques altérés ou compromis dans leur nutrition puissent avoir la même action, comme le prouverait la fièvre
des fractures sans plaie et sans infection microbienne.
Bouchard, Charrin, Courmont, ont, en effet, démontré
l'élévation de la température pour une multitude de substances organiques ou déchets d'organes, Courmont et
Gangolphe par l'ingestion des produits stériles de macé-
ration de gangrène sèche aseptique de l'homme.

La dent agit ici de même, elle mortifie par pression les
tissus gingivaux, dont l'élimination fournit des produits
thermigènes. Elle agit comme le ferait une ligature élastique et peut amener une élévation de la température par
un mécanisme analogue à celui qui agit dans la ligature
élastique des testicules chez des béliers. Chez un individu
de santé parfaite et dont on soigne hygiéniquement la
bouche pendant les poussées dentaires, cette fièvre peut
ne pas se manifester ; mais chez des paludiques comme les
nôtres, la fièvre s'allume et l'intoxication générale, mettant
l'organisme dans une faculté réactionnelle moindre, permet à l'hématozoaire de faire des incursions dans le sang.
Et ainsi cette fièvre à deux facteurs participera des caractères que chacun lui imprime. Les exacerbations n'auront
ni l'amplitude de celles de la fièvre dentaire simple, ni la

brièveté de la fièvre intermittente. Nous aurons un type hybride, ne possédant pas non plus les apyrexies parfaites de l'intermittente pure, ni les pyrexies continues de la rémittente pure.

CHAPITRE IV

DIAGNOSTIC DE LA FIÈVRE INTERMITTENTE
COMPLIQUÉE CHEZ L'ENFANT

Comment donc se reconnaître devant toutes les complications de coexistences que nous venons d'énumérer, capables de troubler la marche de la fièvre palustre? Chez l'enfant, comme nous l'avons montré, toutes les complications viennent modifier le cycle ordinaire d'une façon plus atypique que chez l'adulte. Les associations microbiennes s'installent chez lui avec plus de fréquence. Il faut donc songer maintenant à parer à tous ces inconvénients.

La chose est quelquefois malaisée ; aussi, en dehors des données cliniques que nous fournirons, nous avons jugé à propos de réunir tous les documents nécessaires pour faire les recherches diagnostiques par les méthodes d'exploration qu'il devient courant d'employer aujourd'hui. Nous avons groupé toutes les données modificatrices qui permettront d'appliquer efficacement ces méthodes aux cas infantiles de malaria.

En effet, le trépied malarique n'est pas toujours suffisant pour établir notre certitude. L'hypertrophie splénique n'a rien de spécifique ; l'action du sulfate de quinine n'est pas, dans les formes de fièvres proportionnées, toujours d'une efficacité convaincante. D'autre part, lorsqu'on fait une erreur de diagnostic, il est bien évident que l'on ne prescrit pas de la quinine ; quant à la présence de l'hématozoaire, il est fréquent de ne pouvoir la constater. En tous cas, nous n'oublierons jamais ces signes. Notre interrogatoire s'informera de tous les détails de la maladie. Le lieu d'où vient le sujet nous imposera quelquefois le diagnostic, malgré nos doutes, mais inversement, nous ne rejetterons pas systématiquement l'impaludisme sous prétexte que ce lieu n'est pas connu comme pays d'endémicité palustre.

La saison dans laquelle sera survenue la maladie pourra nous fournir l'explication de certaines anomalies dans la marche de la fièvre intermittente. Or, justement le type qui prêtera le plus à l'erreur, est la fièvre rémittente. C'est la fièvre de première invasion. Elle représente le type aigu ne se rencontrant guère que pendant la saison chaude où les fièvres sont endémo-épidémiques. En hiver nous trouverons de préférence les fièvres de récidive à type plus franc. Nous nous souviendrons encore avec Colin que l'influence de la chaleur sur le rapprochement des accès et sur la tendance à la continuité, ressort du rapport intime des formes du cycle avec les saisons. En règle générale, c'est pendant la saison chaude, au mois de juillet et pendant la première quinzaine d'août, que commencent à apparaître les quotidiennes, puis les tierces. Le type quarte, rare à la fin du mois de septembre, devient commun en octobre et parfois, en novembre, égale le nombre des autres types. On doit voir par là que plus l'individu est intoxiqué et sujet aux récidives, plus il aura de prédispositions pour les types aux paroxysmes éloignés.

La fièvre intermittente pourra bien être confondue avec

celle qu'entraîne quelquefois la tuberculose ou l'obstruction du canal cholédoque, mais, après avoir examiné le fonctionnement de tous les organes, nous nous souviendrons, si quelque doute persiste encore, que dans les trois quarts des cas, les fièvres intermittentes palustres, quel que soit leur type, et cela avec une régularité encore plus mathématique chez l'enfant, ont leurs accès de minuit à midi. On pourra ainsi écarter immédiatement les accès symptomatiques des affections précitées, car dans ces cas les accès sont à paroxysmes vespéraux.

Enfin, un diagnostic pourra nous présenter le maximum de difficultés : c'est celui de la fièvre continue palustre à forme typhoïde. Mais là nous pourrons encore la différencier de la typhoïde avec un maximum de certitude, en songeant que c'est dans les mois les plus chauds qu'elle se rencontre, que les symptômes abdominaux sont moins accentués, que la matité splénique est plus étendue, que les taches rosées n'ont jamais été observées à moins que l'on ait affaire à la fièvre typho malarienne. Quant au séro-diagnostic, il est toujours négatif.

Enfin, quand l'évolution dentaire sera le mobile de tous les troubles apportés à la fièvre intermittente, il faudra se défier d'être poussé à incriminer uniquement les dents de la fièvre et des troubles concomitants dus réellement au paludisme. Pour cela nous examinerons l'état de la dentition, nous supputerons d'après l'âge du sujet quelles sont les dents qui sont ou peuvent être en période d'évolution. Enfin nous établirons un traitement local et une hygiène buccale, dans le détail desquels nous entrerons tout à l'heure. Sous leur influence, la courbe thermique reprendra une allure classique qui nous permettra de la reconnaître, ou bien ce sera là un mode de traitement. Chez un enfant impaludé depuis longtemps et chez lequel les poussées intermittentes sont simplement réveillées par l'évolution, chez lequel l'hématozoaire vit en latence dans la rate et n'en sort qu'aux périodes de débilité, ce traitement local fait tout rentrer dans l'ordre. L'évolution aura eu l'avantage de démontrer que l'enfant est encore en possibilité de réinfection et permettra d'appliquer un traitement préventif ou curatif.

Dans les cas qui, malgré tout, restent douteux ou bien dont la gravité de la maladie demande un diagnostic rapide et où l'action de la quinine est masquée par d'autres symptômes, nous nous adressons aux moyens cliniques d'observation. Et à ce propos, nous savons que dans les formes pernicieuses, la quinine perd ses qualités spécifiques et que, même donnée avant l'accès et aux doses voulues, le malade peut mourir en quelques heures. Dans ces formes graves elle ne sera plus pour nous ni un moyen de diagnostic ni même de traitement immédiat. Les formes des accès pernicieux étant si complexes et chacune entraînant des indications thérapeutiques spéciales, nous devons laisser la quinine de côté pour quelque temps et faire plutôt un traitement symptomatique. Mais en tout cas, il nous faudra faire un diagnostic avec un maximum de données, et cela avec plus de rapidité que la quinine ne le ferait en supposant qu'elle puisse encore agir.

On ira, bien entendu, à la recherche de l'hématozoaire dans le sang ; malheureusement, sa non-découverte est fréquente, alors le sang lui-même pourra nous donner de précieux renseignements.

D'abord sa *couleur*, d'un brun sale, nous manifestera les formes graves de la mélanémie paludéenne.

Sachant d'autre part que la *densité* du sang est fortement abaissée dans la fièvre intermittente, nous la rechercherons par le procédé Lloyd aux solutions aqueuses de glycérine, en nous souvenant que la densité du sang du nouveau-né est de 1.066, qu'elle tombe peu après à 1.050 pour s'élever à 1.052 dans l'enfance et à 1.055 à la puberté.

La solubilité par le procédé Lépine au sulfate de soude non effleuri au 1/120 pourra nous renseigner encore. Chez un paludéen, en effet, le coefficient était de 66 pendant la fièvre et de 55 pendant l'apyrexie. Et dans les cas qui nous occupent, nous nous rappellerons encore que la perte de globules par dissolution est de 55 pour 100 chez l'enfant bien portant.

Les hématies sont considérablement diminuées de *nombre*, la fièvre intermittente étant très déglobulisante (chaque accès fait disparaître 500.000 globules et plus). La réparation est très active chez un sujet résistant et ne devient languissante que si les accès se répètent fréquemment et tendent à la forme chronique. C'est alors que peut se produire une réaction d'un pronostic très grave chez l'adulte, c'est la *réaction normoblastique d'Erlich*, bien qu'encore elle ne se fasse que dans la moelle et s'y localise dans l'immense majorité des cas. Chez l'enfant, au contraire, les *normoblastes* passent facilement dans la circulation, et cela d'autant mieux qu'il est plus jeune. Au-dessous de cinq mois, le plus léger accès anémiant la produira. Nous aurons là un moyen de distinguer ce qui sera dentaire de ce qui sera palustre. La fièvre dentaire ne donne lieu à aucun accès déglobulisant et par suite anémiant, c'est le contraire pour l'impaludisme.

La réaction hématoblastique sera ici très nette. A l'état normal, les hématoblastes sont au nombre de 200.000 à 346.000 par millimètre cube. Dans la fièvre intermittente l'évolution destructive et génératrice est des plus rapides. Pendant l'apyrexie, les hématoblastes se multiplient, au point qu'au moment de l'accès leur nombre s'élève à plusieurs centaines de mille. Pendant l'accès, ils sont détruits ainsi que les hématies et tombent parfois à moins de 100.000 pour se multiplier rapidement si la fièvre cesse brusquement aussi.

La fibrine va subir d'importantes modifications qui entraîneront des troubles dans le *processus de coagulation*. Le sang impaludique perd, en totalité ou en partie, suivant la gravité de l'infection, la propriété de fournir un caillot. Ce défaut de rétractilité du caillot est lié aux altérations de la fibrine et va donner un sens négatif à la réaction phlegmasique. La fièvre intermittente ne comporte pas un état phlegmasique du sang. Les globules dans les préparations, au lieu de se grouper en grandes plages et en longues piles enserrées par un reticulum épais de fibrine, vont s'étaler, s'éparpiller avec de rares trabécules fibrineux, quelquefois même complètement absents. Lors donc que nous constaterons, au cours de la fièvre intermittente, un sang à réaction phlegmasique, il y aura lieu de songer à l'intercurrence d'une complication, ou dans un cas incertain cette réaction positive nous fera rejeter le diagnostic de fièvre palustre.

CHAPITRE V

TRAITEMENT ET PROPHYLAXIE DE L'IMPALUDISME POUR L'ENFANT

Les règles de prophylaxie générale préserveront évidemment de toute contagion les enfants aussi bien que l'adulte. Mais il est quelques recommandations qu'il sera utile de formuler à leur égard.

D'abord, pour les nourrissons, la mère devra s'abstenir autant que possible de se transporter sur les lieux à malaria ou dont le sol vient d'être défoncé par des travaux de terrassement récents.

Plus grands, il sera défendu aux enfants de sortir des maisons après le coucher du soleil, surtout au printemps et en automne où les vents soufflent avec le plus de force à cette heure.

On évitera d'habiter dans des maisons basses et, en tout cas, les enfants étant moins résistants que les adultes à la pénétration de l'hématozoaire, on les fera coucher aux étages supérieurs, en prenant garde de ne pas laisser ouvertes les fenêtres des appartements. De plus, le lit des tout jeunes enfants sera entouré d'un moustiquaire, car ils sont incapables de chasser les insectes, qui d'ailleurs vont de préférence vers leur peau tendre et délicate.

Enfin on évitera, par une bonne alimentation et des soins de propreté, toutes les causes débilitantes. Comme, d'autre part, ils ne sont pas attachés comme leurs parents par des besoins matériels aux lieux où ils habitent, on les enverra, si cela est possible, dans des régions moins dangereuses en se souvenant du vieux précepte latin « *fuge cœlum in quo ægrostati* ».

Pour ce qui est du traitement, il réside uniquement dans l'administration de la quinine, en proportions dosimétriques, en modes et en époques variables avec nombre de praticiens. Brun, de Beyrouth, a bien proposé le sulfate de chinchonidine, Erlich et Guthmann le bleu de méthylène, ou d'autres encore le chlorhydrate de phénocole, mais aucun de ces succédanés ne possède l'énergie ni la spécificité de la quinine. Nous devrons donc toujours recourir à elle ; mais puisqu'elle n'a pas d'action pendant les accès, et même reste sans effet alors qu'elle est donnée peu de temps avant qu'ils se produisent, il est nécessaire de fixer la ligne de conduite à tenir alors que cet accès a éclaté.

Quand le frisson éclatera, on devra coucher le petit malade, mettre à son contact des linges chauds ou des bouillottes d'eau et lui faire absorber des boissons chaudes stimulantes : du thé alcoolisé par exemple. A ce stade de la poussée fébrile, les aliments qu'avait pris l'enfant avant l'accès ou les boissons qu'on lui a données peuvent être rejetés par vomissement. Il sera utile alors de calmer les mouvements antipéristaltiques de l'œsophage par des potions mentholées, cocaïnées ou chloroformées, ou la potion Rivière, auxquelles on pourra combiner, s'il y a lieu, la révulsion épigastrique par les sinapismes ou la teinture d'iode.

Pendant le stade de chaleur, on pourra administrer de

l'antipyrine, si la céphalalgie est par trop violente, en
ayant pris la précaution pourtant de se renseigner sur le
parfait fonctionnement de l'appareil rénal. Enfin, quand
notre malade entrera en sueur, il sera nécessaire d'es-
suyer sa face et son cou, où elle sera d'ailleurs le plus
abondante.

Pour le choix du sel quinique, on se conformera à
l'usage et l'on pourra employer le chlorhydrate qui
détrône maintenant le sulfate de quinine. Le premier,
plus soluble que le second, contient, d'autre part, aussi
plus de quinine (81 p. cent contre 59 p. cent). Pourtant, les
ordonnances du traitement de M. le professeur Baumel sont formulées en sulfate. Il suffira de restreindre les
doses si l'on veut employer le chlorhydrate.

Par la longue pratique de notre maître, M. Baumel, et
par les excellents résultats que son mode de traitement a
eus, et même maintes fois sous nos yeux, nous devons
en détailler ici le mode d'application.

On est redevable à Trousseau de la remarque des semai-
nes paroxystiques. Il vit, en effet, que si l'on coupait chez
l'adulte les fièvres intermittentes, elles se reproduisaient
à huit jours d'intervalle. Immédiatement alors s'imposait
la prescription de donner de la quinine le huitième jour.
Mais chez l'enfant, par suite de l'infection plus profonde
qu'il subit, la semaine paroxystique devra être écourtée
et c'est cette considération qui a amené M. le professeur
Baumel à formuler le traitement que nous allons consi-
gner et extraire de ses *Leçons cliniques.* « On conçoit, dit-
il, assez facilement qu'une maladie régulière nécessite un
traitement régulier et pour ainsi dire presque mathématique. Le professeur Dupré, à la clinique médicale, pra-
tiquait le sulfate de quinine deux jours de suite, en trois
fois et à demi-heure d'intervalle, à la dose de 1 gramme

pour l'adulte et de façon à ce que la dernière dose fut administrée six heures avant l'accès. »

Ce traitement réussit dans bon nombre de cas, mais a été heureusement modifié par notre maître de la façon qui va suivre : La fièvre étant plus tenace chez l'enfant que chez l'adulte, au lieu de lui donner la quinine deux jours, on la lui donnera trois jours de suite. Après la première semaine, on la donnera non pas une fois, mais deux fois et même trois, surtout si l'enfant est jeune (deux fois si l'enfant a plus de 10 ans, trois fois s'il a moins). Cela revient à raccourcir la semaine paroxystique à quatre jours, à cause de cette intoxication. Quant à la manière de formuler la quinine, elle variera avec l'âge du sujet ; pour le nouveau-né on prescrira la potion suivante :

> Sulfate de quinine . . . . . 0 gr. 20
> Sirop simple 30
> Acide tartrique . . . . . . q. s.

Chez les bambins d'un âge un peu plus avancé, il sera utile de barbouiller leur bouche d'une pastille de chocolat avant la prise ; enfin aux enfants moyens, on leur donnera la quinine en granules, en leur recommandant de les avaler sans les mâcher, et on prescrira :

Sulfate de quinine : 0 gr. 60, en six granules.

Pour ce qui est des doses, on devra s'en rapporter au tableau suivant :

> De 0 à 1 an . . . . 0^{gr}·05 à 0,10
> 1 à 2 . . . . 0 10 à 0,20
> 2 à 4 . . . . 0 30 à 0,40
> 4 à 7 . . . . 0 40 à 0,50
> 7 à 13 . . . . 0 60 à 0,80

Il pourra être nécessaire de faire avec la quinine quelques expériences d'essai, pour pouvoir modifier les moments des prises si la rapidité de l'excrétion de la quinine par l'urine se trouvait accrue ou diminuée chez le sujet en traitement. Enfin une précaution à prendre sera celle de ne pas fournir de substances neutralisant l'acidité du suc gastrique (bicarbonate de soude), car c'est grâce à cette acidité que l'absorption de la quinine se fait bien dans l'estomac et devient nulle dans l'intestin où les sucs sont alcalins. Il faudra enfin se souvenir que, suivant les types de fièvre intermittente, le début réel de l'accès précède le début apparent d'un temps variable et il pourra devenir utile d'en tenir compte dans certains cas.

Dans le type quotidien il existe une élévation de température qui précède de deux heures l'accès que perçoit le malade ; dans le type tierce, de six à huit heures, et dans le type quarte de douze à dix-huit heures. M. le professeur Baumel ne rejette pas systématiquement tous les autres modes d'administration de la quinine, mais il les recommande avec prudence et dans des cas assez spéciaux dont nous allons parler. Sa crainte est d'ailleurs légitimée par le succès complet du traitement ordinaire dans l'immense majorité des cas et par certains accidents comateux qui sont survenus dans sa clinique, à la suite de lavements quiniques.

L'utilité des injections de quinine sera évidente pour lui dans les formes pernicieuses. Ces formes comportent une administration prompte de la quinine et à doses plus élevées qu'à l'ordinaire. Le choix de la voie hypodermique se trouve donc excusé dans ces cas, de même l'emploi du bichlorhydrate ou chlorhydrate neutre de quinine. Ce sel est, en effet, très soluble (dans 0,66 d'eau), assez lentement altérable dans ses solutions et très riche en quinine (81,71 0/0). Le sulfovinate possède, à un degré un peu moindre, toutes ces qualités (soluble dans 0,70 d'eau, teneur de 81,61 0/0 en alcaloïde), on pourra se servir d'une solution ainsi formulée :

Bichlorhydrate de quinine. . 5 gr.
Eau distillée q. s. pour.   .   . 10 cent. c.

qui contient 50 centigrammes dans un centimètre cube. Quoique ce soient là les proportions de choix pour atténuer les douleurs consécutives à l'injection, Laveran a préconisé le monochlorhydrate, moins irritant, qu'il rend plus soluble par l'adjonction d'antipyrine; il formule ainsi :

Monochlorhydrate de quinine. 3 gr.
Antipyrine .   .   .   . 2 gr.   } 1 cc. =
Eau .   .   .   . 6 cc.   } 0,30 ctgr.

et pour atténuer les douleurs de l'injection, recommande de chauffer ces solutions et d'en multiplier le nombre. Pour les enfants, dont la sensibilité est encore plus à ménager que chez l'adulte, ces précautions doivent être scrupuleusement suivies et compliquées de cette autre, qui consistera à dédoubler la solution. On devra évidemment éviter la piqûre d'une veine et pour cela faire l'opération en deux temps. Ils est à recommander chez l'enfant d'examiner le fonctionnement des reins, dans ces cas plus que dans tout autre, avant de donner la quinine et l'antipyrine.

Le traitement par *lavements* a été proscrit de la clinique depuis les accidents signalés plus haut. C'est, en effet, une voie d'absorption incertaine, trop sujette aux variations individuelles et d'autant plus hasardeuses qu'on est obligé de doubler les doses de quinine. Les *frictions* de pommades à la quinine ont une valeur insignifiante, vu qu'il est, en règle générale, impossible après leur emploi de déceler dans les urines la présence de la moindre trace de quinine absorbée.

Les *suppositoires* trouvent une meilleure application, vu qu'ils permettent de ne pas doubler les doses de quinine, par suite de la longue tolérance que montre l'anus à leur contact dans beaucoup de cas.

Certaines formes de l'impaludisme réclament certains traitements symptomatiques que nous allons citer.

Dans la *pernicieuse algide* il sera utile de faire usage de potions stimulantes : acétate d'ammoniaque, thé, alcool, ou d'injections (éther et liqueur d'Hoffmann); tout l'appareil de la révulsion trouvera avantageusement son emploi et s'accompagnera souvent de l'injection de sérum artificiel.

Dans la *pernicieuse comateuse*, on devra coucher le petit malade, la tête basse, et créer une dérivation sanguine sur l'intestin par des lavements purgatifs au séné et au sulfate de soude.

Dans les *formes convulsives*, bromure et lotions céphaliques glacées seront de mise.

Dans les *formes pneumoniques*, on pourra utiliser l'oxygène en inhalations, qui, d'ailleurs, aura l'avantage de jouer un rôle curatif sur la malaria elle-même. En effet, l'oxygène pur se fixe énergiquement sur les globules et leur donne une résistance beaucoup plus grande devant l'agent infectieux. D'autre part, Mathieu et Malgean affirment que toutes les fois que les globules rouges sont altérés et incapables de fixer une portion normale d'oxygène, la fièvre éclaterait.

Dans la *fièvre typhique*, les bains rendront les mêmes services que dans la fièvre typhoïde.

Enfin dans les *formes chroniques* ou à récidives, on

agira contre l'anémie consécutive. Un traitement hygié-
nique fera le plus souvent une cure radicale. L'aérothé-
rapie et l'hydrothérapie combinées donneront de mer-
veilleux résultats ; la cure d'altitude fera rapidement
augmenter le nombre des globules de l'enfant anémié ;
les bains de mer, agissant sur sa constitution scrofuleuse
ou tuberculeuse, régénèreront avantageusement le milieu
ambiant cellulaire. Tout cela d'autant mieux que l'on aura
pris la précaution de modifier par l'emploi des boissons
minérales (Vichy, la Bourboule) le fonctionnement des
voies digestives. Enfin puisque nous avons reconnu l'influence de la dentition sur la marche de la fièvre paludéenne et sur son réveil, il sera nécessaire d'instituer un
traitement dentaire, qui à lui seul pourra, dans certains
cas, faire rentrer tout dans l'ordre.

Et tout d'abord, tout état morbide aigu ou chronique
réclame une antiseptie buccale rigoureuse. Pour les jeunes enfants, l'eau bouillie simple ou légèrement boriquée
servira aux lavages, en raison des dangers d'empoisonne-
ment que présentent les agents antiseptiques ; d'ailleurs
c'est à eux qu'a recours le professeur Baumel. De même
il formule souvent contre la stomatite :

Eau de chaux ⎫
 — de laitue ⎬ àà . . 60 gr.
Teinture de mux . . . II gouttes
Sirop simple . . . . 30 gr.

Ces lavages se feront au moyen de tampons de coton
montés sur des baguettes. Marfan fait par le même procédé déterger la bouche des jeunes enfants avec la solution suivante :

Eau.　．　．　．　．　．　450 gr.
Glycérine.　．　．　．　50 —
A. phénique.　．　．　1 —
Essence de thym　.　III gouttes

Ces lavages auront l'avantage de dissoudre les produits d'élaboration parasitaire dont l'absorption au niveau des gencives ulcérées ont leur influence sur le réveil de la fièvre.

Quant aux dents elles-mêmes, il pourra être utile d'en anesthésier à la cocaïne le point de percée et, dans des cas que l'on rendra le plus rares possible, d'en opérer le débridement. Mais c'est là une opération dangereuse car elle agrandit la porte de l'infection. Au cas où l'excitation nerveuse serait consécutive à cette poussée par trop considérable, il deviendrait indispensable de donner du bromure ou des lavements chloralés. Enfin il ne sera pas inutile de donner, toujours pour pallier les effets de cette évolution, de 30 à 50 centigrammes par jour de chlorhydro-phosphate de chaux.

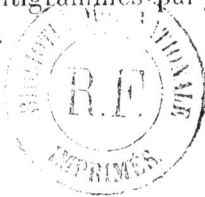

CONCLUSIONS

I. Contrairement à l'opinion de Magitot, il y a bien des affections de l'enfance avec lesquelles l'évolution dentaire ne fait pas que coexister. Elle les éveille.

II. L'influence incontestable qu'elle a sur la malaria en est une nouvelle preuve.

III. Elle a mérité à ce titre d'être considérée comme la compliquant.

IV. Puisque le traitement de la malaria s'adresse aussi aux complications, il ne devra pas oublier d'agir, quand il sera nécessaire, pour faciliter l'évolution dentaire. Le traitement de celle-ci pourra être profitable à celle-là.

SERMENT

En présence des Maîtres de cette École, de mes chers condisciples, et devant l'effigie d'Hippocrate, je promets et je jure, au nom de l'Être suprême, d'être fidèle aux lois de l'honneur et de la probité dans l'exercice de la Médecine. Je donnerai mes soins gratuits à l'indigent, et n'exigerai jamais un salaire au-dessus de mon travail. Admise dans l'intérieur des maisons, mes yeux ne verront pas ce qui s'y passe ; ma langue taira les secrets qui me seront confiés, et mon état ne servira pas à corrompre les mœurs ni à favoriser le crime. Respectueuse et reconnaissante envers mes Maîtres, je rendrai à leurs enfants l'instruction que j'ai reçue de leurs pères.

Que les hommes m'accordent leur estime si je suis fidèle à mes promesses ! Que je sois couverte d'opprobre et méprisée de mes confrères si j'y manque !

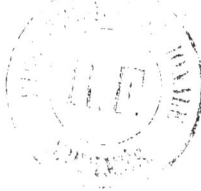

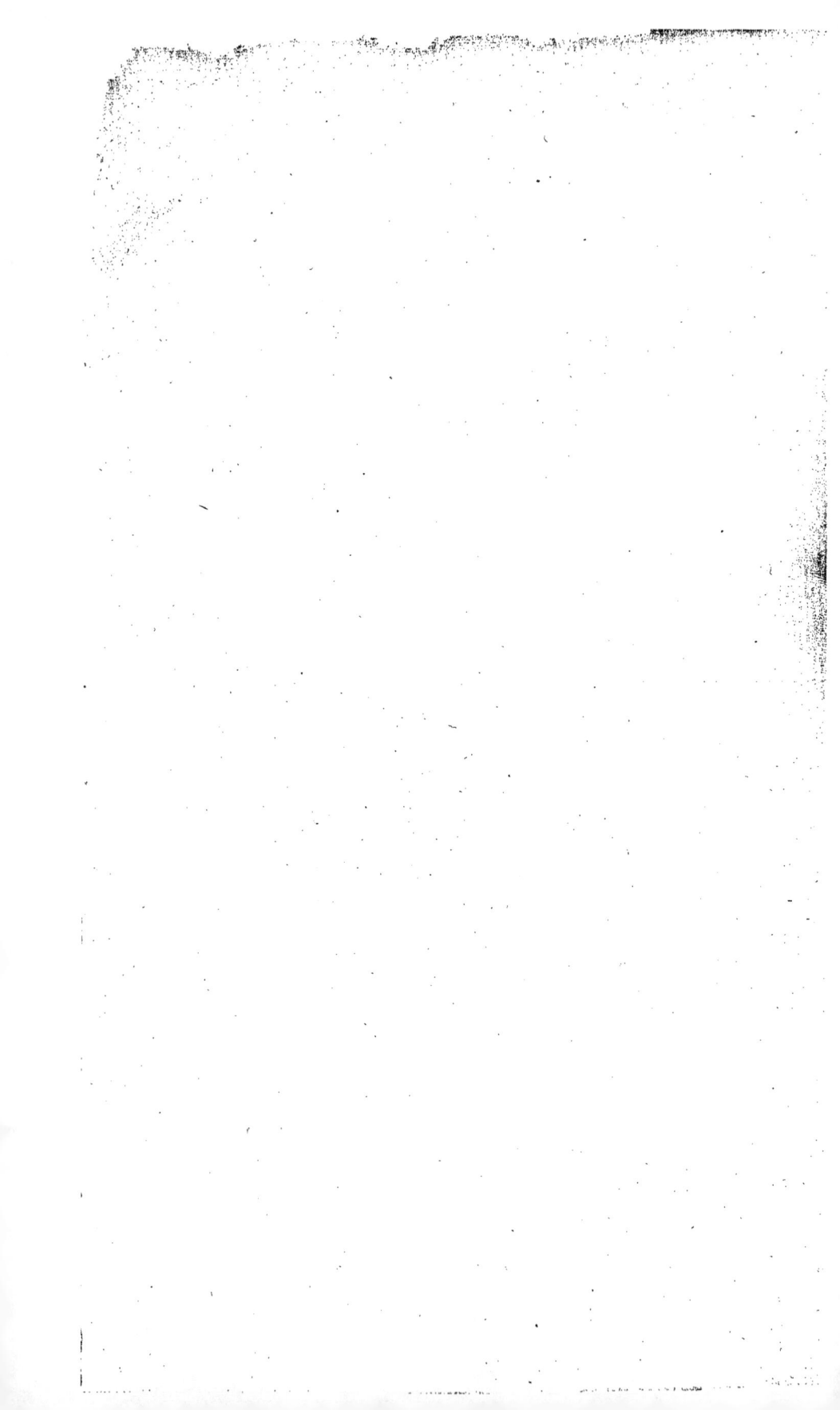

www.ingramcontent.com/pod-product-compliance
Lightning Source LLC
Chambersburg PA
CBHW071318200326
41520CB00013B/2826